人畜共患病防控系列丛书

你问我答话布病

中国动物疫病预防控制中心 组织编写

化学工业出版社

·北京·

图书在版编目（CIP）数据

你问我答话布病/中国动物疫病预防控制中心组织编写. —北京：化学工业出版社，2018.6（2023.7重印）
（人畜共患病防控系列丛书）
ISBN 978-7-122-32414-6

Ⅰ.①你…　Ⅱ.①中…　Ⅲ.①布鲁氏菌病-防治-问题解答　Ⅳ.①R516.7-44

中国版本图书馆CIP数据核字（2018）第118014号

责任编辑：刘志茹　宋林青　　　　　　　装帧设计：关　飞
责任校对：王　静

出版发行：化学工业出版社（北京市东城区青年湖南街13号　邮政编码100011）
印　　装：中煤（北京）印务有限公司
710mm×1000mm　1/32　印张2$\frac{1}{2}$　字数42千字
2023年7月北京第1版第4次印刷

购书咨询：010-64518888
售后服务：010-64518899
网　　址：http://www.cip.com.cn
凡购买本书，如有缺损质量问题，本社销售中心负责调换。

定　　价：28.00元　　　　　　　　　　版权所有　违者必究

目录

第一部分　概述

1. 什么是布病？ / 002

2. 布鲁氏菌在外界环境中的存活力怎样？ / 002

3. 布病为什么是自然疫源性疫病？ / 002

4. 布病的流行特点是什么？ / 003

5. 布病的传染源是什么？ / 003

6. 布病的传播途径有哪些？ / 003

7. 布病的易感动物有哪些？ / 004

8. 哪些人易感染布病？ / 004

9. 哪些地方有布病？ / 004

10. 布病对家畜有哪些危害？ / 005

11. 为什么说布病病畜的流产物是"装满细菌的口袋"？ / 005

12. 家畜感染布病的潜伏期有多长？ / 005

13. 人感染布病有哪些典型症状？ / 006

14. 人慢性布病的临床症状是什么？ / 006

15. 人急性布病的临床症状是什么？ / 006

16. 家畜布病的典型临床症状是什么？ / 007

17. 如何对家畜布病进行临床诊断？ / 007

18. 布病如何确诊？ / 007

19. 布病的实验室检测方法有哪些？ / 007

20. 布病病畜的病料采集部位有哪些？如何运送？ / 008

21. 布病变态反应诊断方法包括哪些？ / 008

第二部分　布病的预防措施

22. 发现疑似布病病畜后养殖户应该怎么办？ / 010

23. 发现疑似布病疫情后兽医部门应该怎么做？ / 010

24. 布病疫区应该采取的措施有哪些？ / 011

25. 布病病畜如何处理？ / 011

26. 发生过布病的地区什么时候可以再养牲畜？ / 011

27. 哪些消毒剂能有效杀灭布鲁氏菌？ / 011

28. 养殖场环境消毒的消毒剂有哪些？ / 012

29. 牛羊场（户）怎样做好日常饲养管理？ / 012

30. 牛羊场（户）如何做好日常消毒工作？ / 013

31. 牛羊场（户）为什么要进行双压尘消毒？ / 013

32. 从事牛羊屠宰加工及相关工作的人员如何预防布病？ / 014

33. 在布病疫区被病畜污染的水能传播布病吗？ / 014

34. 奶和奶制品如何消毒才可避免人食用后感染布病？ / 014

35. 皮毛消毒常用哪些化学药品？ / 015

36. 养殖户如何预防布病？ / 015

37. 在人畜混居环境下人是否容易感染布病？ / 016

38. 我国目前采用哪些疫苗预防畜间布病？ / 016

39. 布病牲畜流产后怎样消毒？ / 017

第三部分 布病的检疫与监督

40. 布病的控制标准是什么？ / 019

41. 布病的稳定控制标准是什么？ / 019

42. 布病的净化标准是什么？ / 019

43. 布病的消灭标准是什么？ / 019

44. 发生布病为什么要追踪溯源？ / 020

45. 如何对布病进行产地检疫？ / 020

46. 牛羊养殖户（场）如何配合相关部门做好防疫工作？ / 020

47. 养殖场引进牛羊时应注意什么？ / 021

48. 地方畜牧兽医部门在布病防控中应做好哪些工作？ / 021

49. 为什么要对家畜进行布病检疫？ / 022

50. 幼畜及免疫后的家畜最好在什么时间进行检测？ / 022

51. 非布病疫区牲畜在出售或运出前必须检疫吗？ / 022

52. 布病疫区内的牲畜是否一律不准外运？ / 023

53. 接种过布病疫苗的健康牲畜在外运时如何检疫？ / 023

54. 新购买的牲畜隔离到何时才能和当地健康牲畜混群？ / 023

55. 屠宰厂和食品加工企业人员应如何防止布病感染？ / 024

56. 消灭布病后为什么还要进行监测？如何监测？ / 024

57. 消灭布病后为什么还要对国内流通的草食动物
    进行检疫？ / 024

58. 消灭布病后为什么还要普及防控知识？ / 025

第四部分　人员防护

59. 人为什么会得布病？ / 027

60. 人感染布病后的潜伏期有多长？ / 027

61. 人感染布病后的病程是怎样的？ / 027

62. 布病和感冒有什么区别？ / 028

63. 怀疑感染布病，去哪里诊断？ / 028

64. 人患布病后能彻底治愈吗？ / 028

65. 人感染布病后如何治疗？ / 029

66. 处理布病病畜时，应该如何进行个人防护？ / 029

67. 进行布病实验室检测时，如何进行个人防护？ / 029

68. 哪些地区的人易患布病？ / 030

69. 为什么牧区、农区、城镇的人得布病的机会存在
    地区差异？ / 030

70. 有可以给人使用的布病疫苗吗？ / 031

71. 布病会不会发生人与人互相传染？ / 032

72. 食用布病家畜的乳汁及乳制品会患布病吗？ / 032

73. 屠宰布病牲畜和加工布病畜肉及内脏会感染布病吗？ / 032

74. 皮毛加工和收购人员易患布病吗？ / 033

75. 布病感染与性别、年龄及职业有关吗？ / 033

76. 女性得了布病会影响生育吗？ / 033

77. 布病会由母亲传染给胎儿吗？ / 034

78. 经消化道感染布病主要指什么？ / 034

79. 如何防止因饮食而感染布病？ / 034

80. 人如何防止经呼吸道感染布病？ / 035

81. 家庭如何预防布病？ / 035

82. 戴口罩能对布病起预防作用吗？ / 036

83. 儿童与羔羊玩耍会不会传染布病？ / 036

84. 布病预防中的个人防护用品有哪些？ / 036

附录一 国家布鲁氏菌病防治计划（2016—2020 年）/ 037

附录二 病死及病害动物无害化处理技术规范 / 056

第一部分

概述

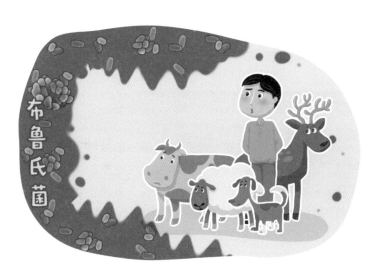

布鲁氏菌

1. 什么是布病?

布病是布鲁氏菌病的简称,是由布鲁氏菌引起的一种人畜共患传染病,又称为波浪热、马耳他热、地中海热,俗称蔫巴病、千日病、懒汉病等。《中华人民共和国传染病防治法》规定其为乙类传染病。

2. 布鲁氏菌在外界环境中的存活力怎样?

布鲁氏菌对光、热、常用化学消毒剂等均很敏感。阳光照射20分钟,湿热60℃ 30分钟、70℃ 10分钟,3%漂白粉澄清液数分钟就可将其杀死。布鲁氏菌在土壤中可存活2 ~ 5天,粪便中夏季可存活1 ~ 3天,冰冻状态下存活数月,鲜乳中能存活10天,食品中可存活2个月,水中可存活5日至4个月。

3. 布病为什么是自然疫源性疫病?

引起布病的病原体——布鲁氏菌,在自然界中可以独立于人、畜之外,在野生动物中形成完整的疾病传播循环,因此布病属于自然疫源性疫病。虽然布病属于自然疫源性疫病,广泛存在于自然界中,但布病可防可控,人和家畜在特定条件下才会感染。

4. 布病的流行特点是什么?

在我国,布病一年四季均可发病,但有明显的季节性。我国北方牧区,布病羊群流产高峰在每年2～4月份,发病高峰为春末夏初。发病率牧区高于农区,农区高于城市。患病与职业有密切关系,畜牧兽医工作者、屠宰工人、皮毛加工人员等明显高于一般人群。发病年龄以青壮年为主,男性多于女性。

5. 布病的传染源是什么?

带菌动物,尤其是病畜及其流产胎儿、胎衣是主要传染源。与人类有关的传染源动物主要是羊、牛及猪,其次是犬。感染动物可长期甚至终生带菌,成为对其他动物和人最危险的传染源。

6. 布病的传播途径有哪些?

易感动物接触到被布鲁氏菌污染的草场、圈舍、水源、饲料等污染物,通过消化道、呼吸道、生殖道、损伤的皮肤黏膜而感染。发病初期在血液和各组织中均可以找到布鲁氏菌。人主要通过皮肤、黏膜和呼吸道感染,在饲养、挤奶、剪毛、屠宰及加工皮、毛、肉等过程中不注意防护也可感染;人食用来自受感染动物的未经巴氏杀菌的奶也会感染；一些昆虫如苍蝇、蜱等可携带布鲁氏菌，叮咬易感动物或污染饲料、水源、食品，也可传播布病。

7. 布病的易感动物有哪些？

人和多种动物对布鲁氏菌易感。在家畜中，羊、牛、猪的易感性最强，且可由羊、牛、猪传染给人或其他家畜。母畜比公畜，成年畜比幼年畜发病多。在母畜中，第一次妊娠母畜发病较多。近年来，人们发现海豹、海豚、鲸及水獭也能感染。

8. 哪些人易感染布病？

人对布鲁氏菌普遍易感，主要取决于接触机会的多少。人感染布病具有明显的职业性，与牲畜接触密切的一些职业人群及疫区和牧区的居民，如兽医，放牧员，饲养员，屠宰工，挤奶工，皮毛、乳、肉加工人员及实验室操作人员等易感染布病。

9. 哪些地方有布病？

布病流行广泛，世界上有牲畜的地方几乎都发生过人或畜间疫情。世界上200多个国家中，有170多个国家发生过人、畜间布病。我国绝大多数省（自治区、直辖市）发生过人、畜间布病，其中内蒙古、山西、黑龙江、河北、吉林、辽宁、河南、陕西、新疆、山东等地最为严重。

10. 布病对家畜有哪些危害？

家畜感染布病后其繁殖能力和生产性能会下降，母畜会流产、不孕、胎盘滞留、死胎或弱胎，公畜会患睾丸炎、关节炎等，影响畜产品的质量和安全，造成严重经济损失。

11. 为什么说布病病畜的流产物是"装满细菌的口袋"

布鲁氏菌感染母畜后，多寄生于其生殖系统，引起母畜胎盘炎症和流产。其流产物，如流产胎儿、胎膜、羊水和胎盘含有大量的布鲁氏菌，会污染饲草、草原及水源，造成家畜感染，人接触后可造成人员感染。因此，患病动物的流产物是传播布病的主要因子，也可以形象地称其是"装满细菌的口袋"。

12. 家畜感染布病的潜伏期有多长？

家畜感染布病的潜伏期短的半个月，长的可达半年、一年甚至几年，也可终生带毒，但不发病。

13. 人感染布病有哪些典型症状？

人感染布病后，会引起全身多个系统的损害，特别是骨关节。患者主要表现为发热、多汗、全身乏力、关节和肌肉疼痛，有的还会出现肝脾肿大、睾丸肿大等，严重的可丧失劳动能力。如不及时治疗，很容易转为慢性，转为慢性后很难治愈。

14. 人慢性布病的临床症状是什么？

慢性期活动型患者具有急性期的表现，也可长期低热或无热，疲乏无力，头痛，反应迟钝，精神抑郁，神经痛，关节痛，一般局限某一部位，但重者关节强直、变形。

15. 人急性布病的临床症状是什么？

约80%的患者急骤起病，以寒战高热、多汗、游走性关节痛为主要表现。病变主要累及大关节，单个或多个，非对称性，局部红肿；10%～27%的患者起病缓慢，常出现前驱症状，其表现颇似重感冒，全身不适，疲乏无力，食纳减少，头痛肌痛、烦躁或抑郁等。

16. 家畜布病的典型临床症状是什么？

患病母畜最明显的症状是流产，常发生在妊娠中后期，多为死胎或弱胎，多数动物伴发胎衣滞留不下，引发子宫内膜炎。有的经久不愈，屡配不孕。患病公畜常发生睾丸炎，呈一侧性或两侧性睾丸肿胀、硬固，有热痛，后期睾丸萎缩，失去配种能力。病畜可发生关节炎及水肿，有时表现为跛行，部分可见眼结膜炎、腱鞘炎、滑膜囊炎等。

17. 如何对家畜布病进行临床诊断？

根据母畜发生流产，造成胎衣滞留和子宫内膜炎，从阴道流出污秽不洁、恶臭的分泌物；公畜睾丸炎、附睾炎或关节炎等典型症状以及流行病学特点，可以判断为疑似布病。

18. 布病如何确诊？

根据布病的流行特点、临床表现可以初步判断为疑似布病，确诊要采集病料进行实验室检测。

19. 布病的实验室检测方法有哪些？

布鲁氏菌病原学检测可以进行细菌分离培养和PCR

检测。血清学检测技术有虎红平板凝集试验、试管凝集试验、补体结合试验、全乳环状试验、酶联免疫吸附试验、荧光偏振分析技术等。

20. 布病病畜的病料采集部位有哪些？如何运送

无菌采集新鲜的病变组织，包括生殖器官、脾、淋巴结、肝、肾等器官，放入无菌容器内。用记号笔注明日期、组织脏器和动物名称。注意防止组织间相互污染，及时置于低温条件下保存。所采集的样品要以最快最直接的途径送往实验室。如果样品能在采集后24小时内送抵实验室，则可放在加冰块的保温盒中运送。如24小时内不能送抵实验室，可将样品冷冻，并维持低温状态运送。运送的样品要用防渗材料密封包装。

21. 布病变态反应诊断方法包括哪些？

布鲁氏菌素皮肤试验，可用于筛选未经疫苗免疫群体。凡接种过Rev.1、A19或RB51疫苗的动物在免疫多年后经布鲁氏菌素皮肤试验检测仍能产生阳性反应。该方法特异性高，且在群体水平上具有足够的敏感性，因此可推荐用于无布病地区的群体/群体监测。

第二部分

布病的预防措施

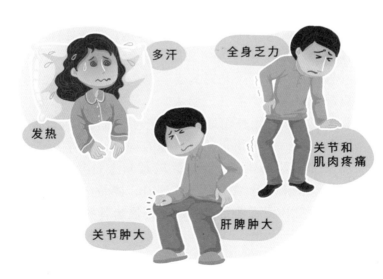

多汗

全身乏力

发热

关节和肌肉疼痛

关节肿大

肝脾肿大

22. 发现疑似布病病畜后养殖户应该怎么办?

养殖户发现疑似布病牲畜后,应立即向当地兽医部门报告,再由专业人员对疑似患病家畜进行采样、检测和确诊。

同时,养殖户要立即对病畜及同群畜进行隔离,并加强消毒,不能自行处理病畜,禁止私自屠宰和贩卖,以防因处理不当,引起病原菌扩散。

23. 发现疑似布病疫情后兽医部门应该怎么做

当地兽医部门接到布病疑似疫情报告后,应及时派员到现场进行调查确认,采样开展实验室诊断,确诊后请当地政府组织有关部门立即进行疫情处置,并按照《动物疫情报告管理办法》及有关规定上报。处置措施如下:一是对病畜全部隔离和扑杀;二是对病畜及其流产胎儿、胎衣、排泄物、生乳等按照有关规定进行无害化处理;三是对病畜污染的场所、用具、物品严格消毒,养殖场的饲料、垫料等可深埋发酵或焚烧处理,粪便采取堆积密封发酵处理,设施设备采取火焰熏蒸方式消毒,圈舍、场地、车辆采取喷洒消毒药消毒;四是开展流行病学调查和疫源追踪。

24. 布病疫区应该采取的措施有哪些？

应采取消毒、免疫、检疫、监测、扑杀、无害化处理等多项措施相结合的办法。卫生部门与兽医部门互通信息，多部门联防联控。出现区域性流行趋势时，要对疫区或发病场所采取封锁措施。

25. 布病病畜如何处理？

对病畜进行隔离饲养，严格执行"四不准一处理"标准，即：病畜不准宰杀、不准食用、不准销售、不准转运，防止疫源扩散，按照规定对病畜进行扑杀和无害化处理。

26. 发生过布病的地区什么时候可以再养牲畜？

疫区监测30天以上，未出现新的疫情，在当地动物疫控机构的监督指导下，对相关场所和物品实施终末消毒。经当地动物疫控机构审验合格，由当地兽医行政管理部门提出申请，由原发布封锁令的政府宣布解除封锁。解除封锁后，疫点可以再次饲养牲畜。

27. 哪些消毒剂能有效杀灭布鲁氏菌？

布鲁氏菌对化学消毒剂抵抗能力较差，只要消毒措施得当，即可杀灭布鲁氏菌。常用的消毒剂，如醛类、含氯消毒剂、酚类、氧化剂、碱类等均能杀灭环境中的病原菌。

28. 养殖场环境消毒的消毒剂有哪些？

（1）醛类消毒剂：有甲醛、聚甲醛等，其中以甲醛的熏蒸消毒最为常用。

（2）含氯消毒剂：包括无机含氯消毒剂和有机含氯消毒剂，消毒效果取决于有效氯的含量，含量越高，消毒效果越好。可用5%漂白粉溶液喷洒动物圈舍、笼架、饲槽及车辆等。

（3）碱类制剂：主要有氢氧化钠和生石灰等，可用3%氢氧化钠水溶液喷洒6～12小时后用清水冲洗干净；生石灰需加等重量的水，洒布于需消毒场所。

29. 牛羊场（户）怎样做好日常饲养管理？

（1）坚持自繁自养，不从外地外场引进牲畜，并实行全进全出的养殖方式，防止疫病传入。引种时，必须严格隔离检疫。

（2）加强饲养管理。冬天确保畜舍保暖通风；夏天高温季节，要做好畜舍的通风和防暑降温，提供充足的清洁饮水，维持畜舍干燥，保持合理的饲养密度，降低应激因素。同时，保证充足的营养，增强畜群抗病能力。

（3）养畜场要实行封闭式饲养管理，生产区与生活区要严格分开；生产区的门口要设置消毒池，严禁外来参观人员等与生产无关人员进入生产区；生产人员进出要更衣消毒，进入车辆严格消毒。

（4）搞好环境卫生，及时清除畜舍粪便及排泄物，对各种污染物品进行无害化处理。对饲养场、畜舍内及周边环境定期进行消毒，做好杀虫、灭鼠工作。

30. 牛羊场（户）如何做好日常消毒工作？

（1）扑杀病畜和阳性畜并进行无害化处理后，场地圈舍必须清洗消毒。

（2）畜舍中的粪便应彻底清除，院子里散落的畜粪应当收集，并作堆积密封发酵或焚烧处理。清理堆积畜粪时应淋水，防止扬起粪尘。

（3）用过的器械、用具都要进行清洗消毒。

（4）用过的个人防护物品，如手套、塑料袋和口罩等应集中销毁，可重复使用的物品须用去污剂清洗2次，确保干净。扑杀时穿过的衣服需用70℃以上的热水浸泡10分钟以上，再用肥皂水洗涤，在阳光下晾晒。

31. 牛羊场（户）为什么要进行双压尘消毒？

布鲁氏菌污染环境后形成气溶胶，可以经过呼吸道侵入机体。双压尘消毒要求在采样前、免疫前对圈舍地面先喷洒一遍消毒液，以药液喷湿地面为宜，起到防尘作用，避免防疫人员吸入圈舍灰尘及病原微生物，对人起到保护作用。

32. 从事牛羊屠宰加工及相关工作的人员如何预防布病？

牲畜屠宰人员在屠宰、剥皮等过程中，很容易造成手部受伤，若屠宰的是布病病畜，则病畜血液和内脏中的布鲁氏菌很容易通过伤口感染。有些屠宰人员不注意个人防护，激烈操作，容易使血液等溅到皮肤或眼睛上，引起感染。所以相关人员必须注意操作过程中不要弄伤自己，注意个人防护，操作过程不要过于剧烈。遵守防护制度（即穿着防护服，做好消毒工作）。

33. 在布病疫区被病畜污染的水能传播布病吗？

布鲁氏菌可以在水中长期存活，被病畜污染的水能传播布病，因此在日常饲养管理过程中要做好水源管理，要做到人畜饮水分开，家畜饮用水槽要定期消毒。

34. 奶和奶制品如何消毒才可避免人食用后感染布病？

人可能因食用来自受感染动物的且未经杀菌的奶而

感染布病，各种鲜奶及鲜奶制品必须经消毒处理后才能食用，消毒方法可采用巴氏消毒（70℃，30分钟）和煮沸消毒。

35. 皮毛消毒常用哪些化学药品？

环氧乙烷消毒法：常用熏蒸消毒。每立方米密封空间300～400克环氧乙烷，经8小时即可杀死布鲁氏菌。消毒皮毛可在消毒室、柜、锅和塑料袋内进行。环氧乙烷低温条件下为液体。常温下易挥发，遇明火爆炸，工作时温度要恒定在15℃左右。加入1：9的二氧化碳或其他惰性气体，可避免爆炸。

甲醛溶液消毒法：皮毛经碱水处理后，用4%甲醛溶液浸渍，加温至60℃，即可达到杀菌目的。也可用密闭消毒，利用蒸气消毒皮毛。

此外，还可采用3%～5%来苏水浸泡皮毛或表面喷洒。

36. 养殖户如何预防布病？

养殖户必须从科学养殖入手，注意环境消毒，加强饲养管理，采用合理的免疫程序。主要应做好如下几点：

（1）加强饲养管理，减少应激因素，保证充足的营养，增强畜群抗病能力。

（2）布病疫区要按照当地兽医部门的要求，坚持科学免疫。制定合理的免疫程序，按时按量做好免疫。

（3）搞好环境卫生，注意环境消毒，及时清除圈舍内的排泄物。

（4）出现可疑病例，要及时向当地兽医部门报告。

（5）配合当地兽医部门做好布病监测和净化工作。

（6）不从疫区引进种畜，新引入动物检测合格后方可混群饲养。

（7）养殖户个人应做好日常个人防护，定期去医院体检。

37. 在人畜混居环境下人是否容易感染布病？

是。布病病原体主要存在于病畜体内、分泌物和排泄物中，布鲁氏菌随乳汁、精液、脓汁、流产胎儿、胎衣、羊水、子宫和阴道分泌物排出体外，污染饲料、饮水、土壤、用具等，可经消化道、呼吸道、皮肤、黏膜、眼角膜感染人，所以在人畜混居环境下人很容易感染布病。

38. 我国目前采用哪些疫苗预防畜间布病？

国内主要有猪2号疫苗（S2株）、羊5号疫苗（M5株）和牛19号疫苗（A19株）三种疫苗。S2疫苗可用于牛、羊布病免疫，M5疫苗主要用于羊布病免疫，A19疫苗主要用于牛布病免疫。

39. 布病牲畜流产后怎样消毒？

布病牲畜的流产物和流产胎儿要及时进行无害化处理。接生过程中使用的手套、垫料等全部焚烧销毁，对使用的器具及时消毒，被流产物污染的环境用消毒药剂进行喷洒或用碱石灰覆盖。如果不慎污染了衣物，需用消毒剂浸泡1小时以上；如果不慎污染了皮肤，用中性消毒剂擦拭后，再用肥皂水洗涤两次，最后用清水反复冲洗5次。

第三部分

布病的检疫与监督

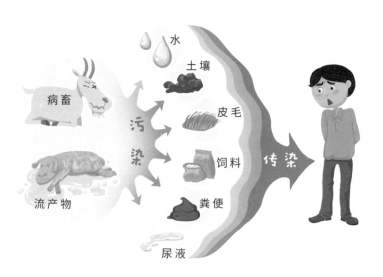

水

土壤

病畜

污染

皮毛

饲料

传染

流产物

粪便

尿液

40. 布病的控制标准是什么？

指连续2年以上，牛布病个体阳性率在1%以下，羊布病个体阳性率在0.5%以下，所有染疫牛羊均已扑杀。本地人间布病新发病例数不超过上一年。

41. 布病的稳定控制标准是什么？

指连续3年以上，牛布病个体阳性率在0.2%以下，羊布病个体阳性率在0.1%以下，所有染疫牛羊均已扑杀，1年内无本地人间布病新发确诊病例。

42. 布病的净化标准是什么？

指达到稳定控制标准后，用试管凝集试验、补体结合试验、iELISA或者cELISA检测血清均为阴性，辖区内或牛羊场群连续2年无布病疫情。连续2年无本地人间布病新发确诊病例。

43. 布病的消灭标准是什么？

指达到净化标准后，连续3年以上，用细菌分离鉴定的方法在牛羊场群中检测不出布鲁氏菌。连续3年无本地人间布病新发确诊病例。

44. 发生布病为什么要追踪溯源？

发病牲畜是布病的主要传染源。病畜会通过粪便、尿液、唾液等不断污染环境、传播疫病，或通过直接接触感染健康家畜，从而引起疫病扩散。通过对病畜或带菌畜的追踪，及时扑杀病畜，消灭传染源，防止疫源扩散，对布病的防控具有重要意义。

45. 如何对布病进行产地检疫？

牲畜在离开饲养地之前，养殖场（户）必须向当地动物卫生监督机构报检。动物卫生监督机构接到报检后必须及时派人员到养殖场（户）或检疫申报点实施检疫。检疫合格后，出具合格证明；对运载工具进行消毒，出具消毒证明，对检疫不合格的按照有关规定处理。

46. 牛羊养殖户（场）如何配合相关部门做好防疫工作？

（1）养殖者要履行防疫主体责任。养殖者是动物防疫的第一责任人，养殖者要提高动物疫病防控意识，按照要求做好动物防疫工作。

（2）养殖者要配合兽医主管部门做好布病监测、流行病学调查、净化、免疫等布病防控工作。

（3）养殖者应配合兽医主管部门，对患布病动物进行扑杀和无害化处理。

（4）养殖者应按规定建立疫情报告、消毒等制度，建立真实、完整的养殖档案。

47. 养殖场引进牛羊时应注意什么？

规模养殖场、牧区畜群应坚持自繁自养，不从外地、外场引进牲畜，养殖小区、农村散养户应坚持"全进全出"的养殖方式，防止疫病传入。引种补栏或必须引进牛羊的，不从布病疫区或患病养殖场引入动物，调运前必须查验检疫证明和布病检测证明，确定动物健康。调运的动物到达目的地后必须经严格隔离检疫，运抵的动物应在隔离饲养场、区进行30天的隔离饲养，经检测无布病感染后方可混群饲养。

48. 地方畜牧兽医部门在布病防控中应做好哪些工作？

畜牧兽医部门在制定牛羊产业发展规划时，要结合当地实际情况、布病防控特点和牛羊发展需要，统筹规划。地方疫病防治部门要重视牛羊检疫工作，提升牛羊布病的防控水平，不从布病高风险区引进动物，对引入家畜要进行实验室检测。如果发现外来患病牛羊，要及时扑杀和无害化处理，避免因调运动物而引入布病，影响到本地区牛羊的养殖安全。除此之外，畜牧兽医部门还要做好布病的防控宣传力度，提高养殖户对布病防治的重视，降低疫病扩大的风险。

49. 为什么要对家畜进行布病检疫？

布病检疫是控制布病传染源的主要措施之一，一方面可以及时检出患病家畜，查清疫情的程度和分布范围，掌握其流行规律和特点，并为制定防控政策提供依据；另一方面可以杜绝传染源的输出和输入，保护布病净化地区不受污染，实现区域内布病净化。

50. 幼畜及免疫后的家畜最好在什么时间进行检疫

5月龄羔羊和8月龄犊牛采取先检测后免疫制度，检出的阳性畜，立即进行扑杀处理；阴性畜及时进行布病免疫，疫苗接种的动物在免疫后6～18个月再进行检测。

51. 非布病疫区牲畜在出售或运出前必须检疫吗？

非布病疫区牲畜在出售或运出前，应就地隔离并进行检疫。如检疫后全部牲畜均为阴性，则允许运出产地；若检出阳性牲畜，应淘汰处理，其余牲畜进行复检，直到全部为阴性反应方可运出。非布病疫区各种牲畜的幼畜，如果在4月龄以前运出产地，则不用进行布病检疫。

52. 布病疫区内的牲畜是否一律不准外运？

不是。根据有关规定，疫区县内的无布病乡、场或畜群的牲畜可以外运，但必须在外运之前进行布病检测。若检出阳性，应将其淘汰，其余牲畜再复查一次，直到全部牲畜的检查结果均为阴性时才可以从产地运出。

53. 接种过布病疫苗的健康牲畜在外运时如何检疫？

接种过布病疫苗的健康牲畜，布病检测为阳性，可凭免疫证明申报产地检疫，在免疫地区内调运，禁止调入非免疫区。

54. 新购买的牲畜隔离到何时才能和当地健康牲畜混群？

至少隔离饲养30天，种畜隔离45天，并经过两次布病检测，其结果全部为阴性后，可与当地健康牲畜混群。如果检出布病血清学阳性，应作淘汰处理，其余阴性牲畜再做两次检测，全部阴性时可视为健康牲畜，可混群饲养。从不同地区同时购入的牲畜，在未经检疫合格之前，不能放在同群内饲养。

相关企业日常应做好职工健康体检和健康教育、调入牲畜的隔离检疫、防护用品和设施的安排等方面工作，防止发生布病感染。如果在企业中发现患布病的动物，应进行扑杀和无害化处理，严禁宰杀、销售。

发达国家根除布病之后，基于畜产品的出口贸易、公共卫生和家畜的生产性能方面的考虑，仍然高度重视生物安全工作，致力于疫病的早期监测、风险分析和预警。

疫病监测工作包括一般检测和目标监测。一般检测包括完备的监测网络、现场兽医的疫情发现、实验室确诊，有效实施外来病、新发病和地方流行病的监测。目标监测是指从国家层面设立了特定病种的监测计划。

布鲁氏菌在外界存活力很强，比如在潮湿的土壤中存活72天，而在干燥的胎膜内可以存活120天，皮毛上存活2～8个月，同时，布鲁氏菌是一种兼性胞内寄生菌，能在宿主体内存活和免疫逃逸。草食动物，特别是牛和羊，是布病的主要宿主。家畜进行布病检疫是针对传染源的措施之一，一方面为了及时检出患病家畜，查清疫情的程度和分布范围；另一方面为了杜绝传染源的输出和输入，保护清净地区不受污染。

58. 消灭布病后为什么还要普及防控知识？

布鲁氏菌潜伏期长，布病急性期症状类似于流行性感冒等常见疾病，如发现不及时容易转为慢性期，治愈率降低且造成人体损伤。因此，开展布病防控普及知识，有助于提高专业人员素质，强化广大群众的防病意识，提高布病病人发现率，使职业人群在生活、劳动中改变不良行为，控制人间布病疫情；同时，强化相关人员对布病免疫、检测的认识，密切关注布病动物疫情的动态，加强布病日常监测、防治，防止布病疫情继续扩大蔓延。

第四部分

人员防护

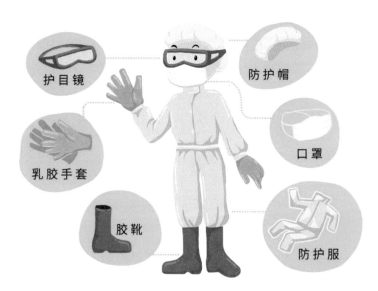

护目镜

防护帽

乳胶手套

口罩

胶靴

防护服

59. 人为什么会得布病？

人主要是通过接触患病的动物及其分泌物、排泄物，或者接触被其污染的环境而感染。人接触了患病家畜的流产物、阴道分泌物、乳汁、肉、皮毛、尿液、粪便及被其污染的土壤、水、饲草等都有可能感染布病。

60. 人感染布病后的潜伏期有多长？

潜伏期7～60天，一般为2～3周，最短仅3天，少数患者在感染后数月或1年以上发病。实验室中受染者大多于10～50天内发病。人可出现一过性感染。

61. 人感染布病后的病程是怎样的？

急性期感染的表现颇似重度感冒，典型病例热型呈波浪状，初起体温逐日升高，达高峰后缓慢下降，热程约2～3周，间歇数日至2周，发热再起，反复数次，称"波浪热"。感染初期，患者常表现为头痛、关节痛和肌肉痛，疲劳，乏力，消瘦，寒战，大汗淋漓等。急性期通常伴有菌血症，布鲁氏菌随血液蔓延到全身各个器官系统，主要侵犯网状内皮组织，例如肝、脾、骨骼和造血系统。因此，主要临床表现为肝肿大，脾肿大。由于布鲁氏菌可在单核吞噬细胞中生存和繁殖，急性期可继续发展为慢性期，慢性期以骨关节病变最为常见，例如脊柱炎、骶髂关节炎等。神经型布鲁菌氏菌病和心内膜炎是本病致命性的慢性期并发症，虽然部分并发症可危及生命，但人类布病患者病死率比较低，小于1%。

62. 布病和感冒有什么区别？

二者均可出现发热、全身不适、肌肉及关节酸痛、头痛等症状，但流行性感冒多为地区性流行，起病急，同一地区或者单位短时间内即有大量患者出现，多伴有上呼吸道症状、咽喉肿痛等，同时布病实验室检测为阴性。

63. 怀疑感染布病，去哪里诊断？

出现疑似布病症状或者有患病动物接触史，怀疑患了布病应尽快到当地疾病预防控制中心（防疫站）做布病相关检查和诊断，及时发现，及时治疗。

64. 人患布病后能彻底治愈吗？

人患布病后，病程长短不一，以3～12个月者居多。多数患者只要治疗及时，措施得力，一般预后良好。个别患者未经治疗也可以自愈，但有些患者如不及时治疗，易由急性转变为慢性，反复发作，迁延数年，甚至终身不愈，严重影响劳动能力。

65. 人感染布病后如何治疗？

可采用多种抗生素联合用药，最常用的抗菌药物治疗方案是每日口服多西环素和利福平，持续服用6周。也可以每日肌内注射链霉素，连续注射 2～3 周来代替利福平。在联合应用多种抗菌药物对布病进行治疗时，可以选用氨基糖苷类抗菌药物庆大霉素代替链霉素。

66. 处理布病病畜时，应该如何进行个人防护

处理布病病畜时要戴口罩、手套等，穿防护服，并做好消毒工作。采用物理限制设备保定动物，对采样器械进行消毒，采集病料、剖检病死动物时在特定区域（下铺塑料布）进行，对剖检、采样后的动物尸体、废弃物等采取烧毁或深埋等无害化处理措施。工作结束后，收集注射用针头及采样用刀片等尖锐物品，并进行消毒处理；工作人员要更换衣服，并清洗消毒。

67. 进行布病实验室检测时，如何进行个人防护

（1）病原分离培养和动物感染实验须在生物安全三

级实验室（BSL-3）中操作；未经培养的感染性材料实验和灭活性实验（如血清学诊断试验、核酸提取等），要在生物安全二级实验室（BSL-2）的生物安全柜中操作。

（2）进入工作区域要做好个人防护，穿戴工作服、乳胶手套、口罩、帽子、鞋套等，必要时戴防护眼镜。

（3）实验过程中尽量使用自动化仪器设备，减少人工操作，使用防穿刺容器放置锐器，保持手和污染的物品远离面部。

（4）操作时严格按照实验安全规程操作，操作台面采用吸收性材料制作，并注意收集和吸收迸溅物和液滴等，用消毒剂、防腐剂杀灭废物收集容器中的微生物。实验室应划出专门的废弃物处理区和配备专门的处理设备，实验废弃物经高压灭菌后再进行无害化处理。

68. 哪些地区的人易患布病？

布病的发生与接触患病牲畜机会的多少有关。一般来说，牧区得布病的概率大于半牧区或农区，农区大于城镇。但是近年来由于牲畜交易市场的开放，半农半牧区养殖业的发展，半农半牧区农牧民的布病发病数增多。

69. 为什么牧区、农区、城镇的人得布病的机会存在地区差异？

牧区人们以畜牧业的生产活动为主，饲养的牲畜数量多，平时的食物（奶、肉），部分衣服、住的毡房、帐篷、蒙古包等多数从家畜获得，人们与家畜接触的机会比较多，所以当有病畜存在时，人们很容易被感染。

半农半牧区和农区的人们主要以农业生产为主，兼养少量家畜作为副业，家畜的数量相比牧区少，人们接触的机会也少，所以得布病的机会小于牧区。但是，近年来由于这些地区大力发展家畜养殖，越来越多的农民家中开始养殖牛、羊等牲畜，增加了这些地区人们得布病的机会。

城镇居民很少饲养家畜，所以直接接触家畜的机会比较少，得布病的机会也最小。但是在靠近牧区的城镇以及大、中城市的屠宰厂及皮毛、乳、肉加工企业中，因为生产过程中的接触而导致许多人感染布病。城镇一般人群也有因食用或接触未经严格灭菌的奶及奶制品而感染布病，也有食用未经烤熟的肉类而感染布病。

70. 有可以给人使用的布病疫苗吗？

有人专用的布病疫苗，人群预防接种后可以使机体的免疫水平、抗病能力有一定的提高，接种疫苗是保护易感人群、防止感染的方法之一。但是由于目前使用的疫苗保护力有限，持续时间较短，连续使用可产生一定的不良反应。因此不提倡给人使用布病疫苗。

71. 布病会不会发生人与人互相传染？

不会。布病一般通过牲畜传染给人。人患布病后在急性期也可向外排菌，但人与人之间的传染罕见。在我国经过对大量布病病例的调查分析，还未发现有确切的证据证明通过患者传染而引起的病例，以及患者家庭和医院内交叉感染的病例。

72. 食用布病家畜的乳汁及乳制品会患布病吗？

会。因为布鲁氏菌常在家畜乳腺中繁殖形成乳腺炎，乳汁中含布鲁氏菌。布鲁氏菌随病畜乳汁排出体外，病畜排菌时间有的几个月，甚至可长达2年以上。乳制品如奶酪、奶油、奶粉、奶皮子、奶豆腐、酸奶等如果未经彻底灭菌处理，仍会含有布鲁氏菌，造成食用者感染布病。在许多国家，食用未经严格灭菌处理的奶制品是感染布病的主要原因。所以，乳汁及乳制品要经过严格消毒，杀灭细菌，方可食用。

73. 屠宰布病牲畜和加工布病畜肉及内脏会感染布病吗？

会。布病病畜的肉及内脏通常带菌，且布鲁氏菌可在鲜肉中存活4个月，在腌肉和冻肉中存活15～45天。因此厨师、售货员在切割、清洗制作过程中如不注意防护，很容易被感染。

74. 皮毛加工和收购人员易患布病吗？

是的。疫区病畜的皮毛很容易被布鲁氏菌感染，特别是新剪下来的毛和流产羔的皮。一般条件下，布鲁氏菌在皮毛中存活2～8个月，所以梳剪羊毛、皮毛加工和收购人员在工作过程中，如不注意个人防护，很容易被感染。

75. 布病感染与性别、年龄及职业有关吗？

任何年龄的人均可感染布病，与性别、年龄无关，主要取决于接触传染源和病原体机会的多少。因为中、青年是主要劳动力，接触病畜多，感染布鲁氏菌的机会就多，故患病多。布病感染有明显的职业性，兽医、皮毛工人、牧民感染率比一般人高。但每年都有因喝生鲜奶、吃生肉而患布病的病例。

76. 女性得了布病会影响生育吗？

育龄妇女如果患上布病，应该及时进行规范治疗。治愈后对其生育能力一般不会造成影响。但药物治疗期间，应采取避孕措施，避免意外怀孕，以免治疗用药对胎儿造成不良影响。

77. 布病会由母亲传染给胎儿吗？

布鲁氏菌不能通过胎盘屏障，一般不会传染给胎儿。

78. 经消化道感染布病主要指什么？

主要指通过进食或饮水感染布病，有的人喜欢喝生奶或者吃生奶制品、半生肉、生肝、未熟的肉，以及手不干净就拿食物吃，布鲁氏菌会经口腔、食管黏膜感染人体。

79. 如何防止因饮食而感染布病？

（1）搞好饮食、饮水卫生，不吃不清洁或被布鲁氏菌污染的食物，饭前洗手，不喝生水。各种奶及奶制品必须经过消毒处理，才能食用。消毒方法包括巴氏消毒（70℃，30分钟）和煮沸消毒。农牧民喜欢吃的奶制品，如奶皮子、奶豆腐、奶渣子、奶油和黄油等，在制取过程中均应经过80℃以上高温处理2小时以上。

（2）饭店、家庭用的菜刀、案板，要生熟分开；切了生肉的刀、案，也要用热水消毒，避免污染其它餐具。洗碗用的抹布，如果擦了切肉的刀、案，再去擦碗，也能传染布病。所以，抹布也要有两块，一块擦生肉刀、案，一块擦熟肉刀、案。

80. 人如何防止经呼吸道感染布病？

（1）布鲁氏菌可悬浮于空气中，随空气尘埃经呼吸道进入体内。因此，防止呼吸道感染对预防布病是非常必要的。对剪毛、加工皮毛的场地以及家畜的圈舍等要做好现场消毒工作，特别是应戴好口罩，防止经呼吸道感染布病。

（2）对家畜的圈舍应经常晾晒，对牲畜停留过的地方要经常进行消毒和清扫。家畜的粪便要及时运到粪坑或偏僻、离开水源的地方集中堆放或泥封，经过生物发酵杀死布鲁氏菌后方可用于农田。牛、羊的干粪，尤其是在牧区草原上拾到的粪便，如做燃料须切成块晾干后再使用。

81. 家庭如何预防布病？

不吃不清洁或被布鲁氏菌污染的食物，饭前洗手，不喝生水，各种奶制品必须经过消毒处理后，才能食用。居民家庭日常食用家畜肉时，应将其切成小块，烹制熟后食用。不吃生的和半生半熟的肉，操作时做到生熟分开，避免交叉污染。有从事饲养、放牧、兽医或者布病防疫工作的人，在工作中应做好个人防护。家里有羊圈的，要定期对羊圈消毒。

82. 戴口罩能对布病起预防作用吗?

布鲁氏菌可悬浮于空气中，而口罩作为一种过滤屏障，可以阻碍被布鲁氏菌污染的飞沫、尘埃等有害气体进入人体内。

83. 儿童与羔羊玩耍会不会传染布病?

会。羊是人类布病的主要传染源。山羊、绵羊都对布病易感。病羊胎盘和流产羔羊含有大量布鲁氏菌。此外，健康羔羊也易通过吸食病羊的乳汁而感染，人接触后感染概率高。因此儿童尽量不要与羔羊玩耍。

84. 布病预防中的个人防护用品有哪些?

主要有工作服、防护服、口罩、胶鞋或胶靴、围裙、橡胶或乳胶手套、线手套、套袖、面罩等。工作人员可根据工作性质的不同，酌情选用。

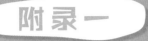

附录一

国家布鲁氏菌病防治计划

（2016—2020 年）

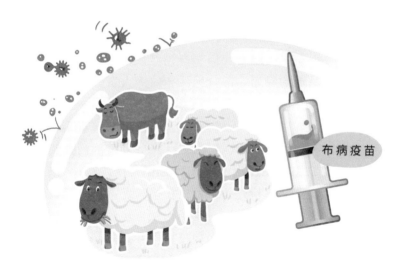

布病疫苗

为贯彻落实《国家中长期动物疫病防治规划（2012—2020年）》（以下简称《规划》），进一步做好全国布鲁氏菌病（以下简称布病）防治工作，有效控制和净化布病，根据《中华人民共和国动物防疫法》（以下简称《动物防疫法》）、《中华人民共和国传染病防治法》等有关法律法规，制定本计划。

一、防治现状

布病是由布鲁氏菌属细菌引起牛、羊、猪、鹿、犬等哺乳动物和人类共患的一种传染病。我国将其纳入为二类动物疫病。世界上170多个国家和地区曾报告发生人畜布病疫情。20世纪50年代布病曾在我国广泛流行，疫情严重地区人畜感染率达50%。20世纪80～90年代，由于加大防控力度，疫情降至历史最低水平。近年来，随着我国家畜饲养量不断增加，动物及其产品流通频繁，部分地区布病等人畜共患病呈持续上升势头，不仅严重影响畜牧业生产，也严重危及人民身体健康和公共卫生安全。自2012年《规划》颁布以来，各级畜牧兽医、卫生计生等有关部门在当地党委政府领导下，进一步加大工作力度，密切合作，认真落实监测、检疫、消毒、扑杀和无害化处理等综合防治措施，大力推广布病防治试点经验，防治工作取得积极成效，对迅速遏制疫情上升态势起到了积极作用。但是受我国布病疫源存在广泛、防治经费投入不足以及基层防疫体系薄弱等因素的影响，人畜间布病疫情仍较严重，防治任务依然艰巨，防治工作面临严峻挑战。2015年，全国报告人间布病病例56989例，人间病例仍处于历史高位；畜间布病流行严重地区的15个省份，监测阳性率同比上升0.38%。据对布病重点地区22个县248个定点场群的监测与流行病学调查结果，牛羊的个体阳性率分别达到3.1%和3.3%，群体阳性率分别达到29%和34%。

二、防治原则、目标和策略

（一）防治原则

坚持预防为主的方针，坚持依法防治、科学防治，建立和完善"政府领导、部门协作、全社会共同参与"的防治机制，采取因地制宜、分区防控、人畜同步、区域联防、统筹推进的防治策略，逐步控制和净化布病。

（二）防治目标

1. 总体目标

到2020年，形成更加符合我国动物防疫工作发展要求的布病防治机制，显著提升布病监测预警能力、移动监管和疫情处置能力，迅速遏制布病上升态势，为保障养殖业生产安全、动物产品质量安全、公共卫生安全和生态安全提供有力支持。

河北、山西、内蒙古、辽宁、吉林、黑龙江、陕西、甘肃、青海、宁夏、新疆11个省份和新疆生产建设兵团达到并维持控制标准；海南省达到消灭标准；其他省份达到净化标准。提高全国人间布病急性期患者治愈率，降低慢性化危害。

2. 工作指标

（1）检测诊断：县级动物疫病预防控制机构具备开展布病血清学检测能力，省级动物疫病预防控制机构具备有效开展布病病原学检测能力；一类地区基层医疗卫生机构具备对布病初筛检测能力，县级及以上医疗卫生机构具备对布病确诊能力。

（2）免疫状况：免疫地区的家畜应免尽免，畜间布病免疫场群全部建立免疫档案。

（3）病例治疗：一类地区人间急性期布病病例治愈率达85%。

（4）检疫监管：各地建立以实验室检测和区域布病风险评估为依托的产地检疫监管机制。

（5）经费支持：布病预防、控制、扑灭、检疫和监督管理等畜间和人间布病防治工作所需经费纳入本级财政预算。

（6）宣传培训：从事养殖、屠宰、加工等相关高危职业人群的防治知识知晓率90%以上，布病防治和研究人员的年培训率100%；基层动物防疫人员和基层医务人员的布病防治知识培训合格率90%。

（三）防治策略

根据畜间和人间布病发生和流行程度，综合考虑家畜流动实际情况及布病防治整片推进的防控策略，对家畜布病防治实行区域化管理。农业部会同国家卫生计生委员会将全国划分为三类区域：一类地区，人间报告发病率超过1/10万或畜间疫情未控制县数占总县数30%以上的省份，包括北京、天津、河北、山西、内蒙古、辽宁、吉林、黑龙江、山东、河南、陕西、甘肃、青海、宁夏、新疆15个省份和新疆生产建设兵团。二类地区，本地有新发人间病例发生且报告发病率低于或等于1/10万或畜间疫情未控制县数占总县数30%以下的省份，包括上海、江苏、浙江、安徽、福建、江西、湖北、湖南、广东、广西、重庆、四川、贵州、云南、西藏15个省份。三类地区，无本地新发人间病例和畜间疫情省份，目前有海南省。本计划所指家畜为牛羊，其他易感家畜参照实施。

畜间：在全国范围内，种畜禁止免疫，实施监测净化；奶畜原则上不免疫，实施检测和扑杀为主的措施。一类地区采取以免疫接种为主的防控策略。二类地区采取以监测净化为主的防控策略。三类地区采取以风险防范为主的防控策略。鼓励和支持各地实施牛羊（以下所提"牛羊"均不含种畜）"规模养殖，集中屠宰，冷链流通，冷鲜上市"。

各省（区、市）以县（市、区）为单位，根据当地布病流行率确定未控制区、控制区、稳定控制区和净化区（见附件1），并进行评估验收。按照国家无疫标准和公布规定要求，开展"布病无疫区"和"布病净化场群"的建设和评估验收以及相关信息公布。根据各省（区、市）提出的申请，农业部会同国家卫生计生委组织对有关省份布病状况进行评估，并根据评估结果调整布病区域类别，及时向社会发布。

人间：全国范围内开展布病监测工作，做好布病病例的发现、报告、治疗和管理工作。及时开展以疫情调查处置，防止疫情传播蔓延。加强基层医务人员培训，提高诊断水平。一类地区重点开展高危人群筛查、健康教育和行为干预工作，增强高危人群自我保护意识、提高患者就诊及时性。二、三类地区重点开展疫情监测，发现疫情及时处置，并深入调查传播因素，及时干预，防止疫情蔓延。

三、技术措施

（一）畜间布病防治

1. 监测与流行病学调查

（1）基线调查：到2017年6月，各省（区、市）畜牧兽医部门以县（市、区）为单位按照统一的抽样方法（见附件3）和检测方法（见附件2）对场群和个体样本数进行采样检测，组织完成基线调查，了解掌握本行政区域牛羊养殖方式、数量和不同牛羊的场群阳性率、个体阳性率等基本情况，并以县（市、区）为单位划分未控制区、控制区、稳定控制区和净化区。

（2）日常监测

免疫牛羊：当地动物疫病预防控制机构按照调查流行率的方式抽样检测免疫抗体，结合免疫档案，了解布病免疫实施情况。

非免疫牛羊：当地动物疫病预防控制机构对所有种畜和奶畜每年至少开展1次检测。对其他牛羊每年至少开展1次抽检，发现阳性畜的场群应进行逐头检测。

对早产、流产等疑似病畜，当地动物疫病预防控制机构及时采样开展布病血清学和病原学检测，发现阳性畜的，应当追溯来源场群并进行逐头检测。

奶牛、奶山羊场户应当及时向乳品生产加工企业出具地方县级以上动物疫病预防控制机构提供的布病检测报告或相关动物疫病健康合格证明。

2. 免疫接种

各地畜牧兽医部门在基线调查的基础上开展免疫工作，建立健全免疫档案。

奶畜：一类地区奶畜原则上不免疫。发现阳性奶畜的养殖场可向当地县级以上畜牧兽医主管部门提出免疫申请，经县级以上畜牧兽医主管部门报省级畜牧兽医主管部门备案后，以场群为单位采取免疫措施。二类地区和净化区奶畜禁止实施免疫。

其他牛羊：一类地区对牛羊场群采取全面免疫的措施。对个体检测阳性率＜2%或群体检测阳性率＜5%的区域，可采取非免疫的监测净化措施。可由当地县级以上畜牧兽医主管部门提出申请，经省级畜牧兽医主管部门备案后，以县（市、区）为单位对牛羊不进行免疫，实施检测和扑杀。二类地区牛羊原则上禁止免疫。对牛的个体检测阳性率≥1%或羊的个体检测阳性率≥0.5%的场，可采取免疫措施，养殖场可向当地县级以上畜牧兽医主管部门提出免疫申请，经县级以上畜牧兽医主管部门报省级畜牧兽医主管部门批准后，以场群为单位采取免疫措施。三类地区的牛羊禁止免疫。通过监测净化，维持无疫状态，发现阳性个体，及时扑杀。

3. 移动控制

严格限制活畜从高风险地区向低风险地区流动。

一类地区免疫牛羊，在免疫45天后可以凭产地检疫证明在一类地区跨省流通。其中，禁止免疫县（市、区）牛羊向非免疫县（市、区）调运，免疫县（市、区）牛羊的调运不得经过非免疫县（市、区）。

布病无疫区牛羊凭产地检疫证明跨省流通。

动物卫生监督机构严格按照《动物防疫法》和《动物检疫管理办法》等相关规定对牛羊及其产品实施检疫。

4. 诊断和报告

动物疫病预防控制机构按照《布鲁氏菌病防治技术

规范》规定开展牛羊布病的诊断。从事牛羊饲养、屠宰、经营、隔离和运输以及从事布病防治相关活动的单位和个人发现牛羊感染布病或出现早产、流产症状等疑似感染布病的，应该立即向当地畜牧兽医主管部门、动物卫生监督机构或者动物疫病预防控制机构报告，并采取隔离、消毒等防控措施。

5. 扑杀与无害化处理

各地畜牧兽医部门按照《布鲁氏菌病防治技术规范》规定对感染布病的牛羊进行扑杀。二类和三类地区，必要时可扑杀同群畜。同时，按照《病害动物和病害动物产品生物安全处理规程》（GB 16548—2006）规定对病畜尸体及其流产胎儿、胎衣和排泄物、乳、乳制品等进行无害化处理。

6. 消毒

各地畜牧兽医部门指导养殖场户做好相关场所和人员的消毒防护工作，对感染布病牛羊污染的场所、用具、物品进行彻底清洗消毒，有效切断布病传播途径。具体消毒方法按照《布鲁氏菌病防治技术规范》规定执行。

（二）人间防治

1. 疫情监测

医疗卫生机构做好布病病例的诊断和报告工作。疾病预防控制机构做好疫情信息收集、整理、分析、利用及反馈工作，完善与动物疫病预防控制机构的疫情信息通报的机制。

2. 疫情调查与处置

疫情发生后，疾病预防控制机构及时开展流行病学调查，了解人间布病病例的感染来源和暴露危险因素，同时通报动物疫病预防控制机构，开展联合调查处置。构成突发公共卫生事件者，按照相关要求进行报告和处置。

3. 高危人群筛查

在布病高发季节，一类地区高发县区疾病预防控制机构应当对高危人群开展布病筛查，提高布病早期发现力度。

4. 高危人群行为干预

调查了解高危人群感染布病的危险因素，对高危人群采取针对性的干预措施，降低感染风险。养殖及畜产品加工企业应对从业人员提供职业防护措施及条件，并接受有关部门的监督检查。

5. 病例规范化治疗

医疗卫生机构按照《布鲁氏菌病诊疗方案》规定对布病感染病例进行规范治疗和管理。一类地区基层医疗卫生机构应具备对布病初筛检测能力，县级及以上医院应具备对布病确诊能力。加强对医务人员的培训，提高诊疗水平，规范病例治疗与管理。将布病诊疗费用纳入城乡基本医疗保险，对贫困患者进行医疗救助。

四、管理措施

（一）**部门合作**。农业部和国家卫生计生委按照国务院防治重大疾病工作部际联席会议制度要求，统筹协调全国布病防治工作。地方各级畜牧兽医、卫生计生部门加强部门合作，完善协作机制，按照职责分工，各负其责，建立健全定期会商和信息通报制度，实现资源共享，形成工作合力。

（二）**落实责任**。从事动物饲养、屠宰、经营、隔离、运输以及动物产品生产、经营、加工、贮藏等活动的单位和个人，要依法履行义务，切实做好牛羊布病免疫、监测、消毒和疫情报告等工作。各相关行业协会要加强行业自律，积极参与布病防治工作。

（三）**监督执法**。各级动物卫生监督机构严格执行动物检疫管理规定，加强牛羊产地检疫、屠宰检疫和调运监管，严厉查处相关违规出证行为。

（四）**区划管理**。农业部会同国家卫生计生委等有关部门加快制定布病无疫区、无布病场群的评估程序和标准，指导各地开展"布病净化场群"和"布病无疫区"建设，推动人畜间布病控制和净化。

（五）**人员防护**。在从事布病防治、牛羊养殖及其产品加工等相关职业人群中，广泛开展布病防治健康教育。相关企事业单位要建立劳动保护制度，加强职业健康培训，为高危职业人群提供必要的个人卫生防护用品和卫生设施，定期开展布病体检，建立职工健康档案。

（六）信息化管理。各级畜牧兽医、卫生计生部门要建立健全布病防治信息管理平台，适时更新一类、二类和三类地区及布病无疫区、净化场群信息，发布布病分区、免疫状况和防治工作进展情况，切实提升信息化服务能力。

（七）宣传教育。各级畜牧兽医、卫生计生部门要加强宣传培训工作，组织开展相关法律法规、人员防护和防治技术培训。针对不同目标人群，因地制宜，编制健康教育材料，组织开展健康卫生宣传教育，引导群众改变食用未经加工的生鲜奶等生活习惯，增强群众布病防治意识，提高自我防护能力。

五、保障措施

（一）加强组织领导

根据国务院文件规定，地方各级人民政府对辖区内布病防治工作负总责。各地畜牧兽医和卫生计生部门要积极协调有关部门，争取将布病防治计划重要指标和主要任务纳入政府考核评价指标体系，结合当地防治工作进展，开展实施效果评估，确保按期实现计划目标。各地畜牧兽医和卫生计生部门应在当地政府的统一领导下，加强部门协调，强化措施联动，及时沟通交流信息，适时调整完善防治策略和措施，全面推动布病预防、控制和消灭工作。

（二）强化技术支撑

各级畜牧兽医和卫生计生部门要加强资源整合，强化科技保障，提高布病防治科学化水平。各地特别是一类地区省份要加强动物疫病预防控制机构和疾病预防控制机构布病防治能力建设，依靠国家布病参考实验室和专业实验室，以及各级动物疫病预防控制机构的技术力量，发挥布病防治专家组作用，为防治工作提供技术支撑。

加强科技创新，积极支持跨部门跨学科联合攻关，研究我国不同地区控制布病传播的策略和措施，探索各类地区布病防治模式。重点加强敏感、特异、快速的疫苗免疫和野毒感染的鉴别检测方法，以及高效、安全疫苗的研发。引导和促进科技成果转化，推动技术集成示范与推广应用，切实提高科技支撑能力。

中国动物疫病预防控制中心要组织地方各级动物疫病预防控制机构，以及国家布病参考实验室和专业实验室，开展布病监测诊断工作。中国兽医药品监察所要加强布病疫苗质量监管和免疫效果评价，大力推行诊断试剂标准化，增强试剂稳定性，保证监测结果的可靠性和科学性。国家布病参考实验室和专业实验室要重点跟踪菌株分布和变异情况，研究并提出防控对策建议，做好技术支持。

（三）落实经费保障

进一步完善"政府投入为主、分级负责、多渠道筹资"的经费投入机制。各级畜牧兽医、卫生计生部门要加强与发展改革、财政、人力资源和社会保障等有关部门沟通协调，积极争取布病防治工作支持政策，将布病预防、控制、消灭和人员生物安全防护所需经费纳入本级财政预算。协调落实对国家从事布病防治人员和兽医防疫人员卫生津贴政策。同时，积极争取社会支持，广泛动员相关企业、个人和社会力量参与，群防群控。

六、监督与考核

各地畜牧兽医、卫生计生部门要根据部门职责分工，按照本计划要求，认真组织实施，确保各项措施落实到位。各省（区、市）根据布病防治工作进展，以县（市、区）为单位组织开展评估验收，并做好相关结果应用。

根据各省（区、市）提出的申请，农业部会同国家卫生计生委组织对有关省份布病状况进行评估，并根据评估结果调整布病区域类别，及时向社会发布。

对在布病防治工作中做出成绩和贡献的单位和个人，地方各级人民政府和有关部门给予表彰。

附件：1.术语

2.诊断方法

3.抽样检测的场群和个体样本数确定方法

术语

本计划下列用语的含义：

场群，是指同一牧场的或由人工栅栏、天然屏障隔离的一群动物，或属于同一所有者和管理者的一群或多群易感动物的集合。

控制，是指连续2年以上，牛布病个体阳性率在1%以下，羊布病个体阳性率在0.5%以下，所有染疫牛羊均已扑杀。本地人间布病新发病例数不超过上一年。

以县为单位，达到布病控制标准的区域为控制区，未达到布病控制标准的区域为未控制区。

稳定控制，是指连续3年以上，牛布病个体阳性率在0.2%以下，羊布病个体阳性率在0.1%以下，所有染疫牛羊均已扑杀，1年内无本地人间新发确诊病例。

以县为单位，达到布病稳定控制标准的区域为稳定控制区。

净化，是指达到稳定控制标准后，用试管凝集试验、补体结合试验、iELISA或者cELISA检测血清均为阴性，辖区内或牛羊场群连续2年无布病疫情。连续2

年无本地人间新发确诊病例。

以县为单位，达到布病净化标准的区域为净化区。由1个或多个净化区组成的区域为无疫区。

达到布病净化标准的牛羊场群，即为净化场群。

消灭，是指达到净化标准后，连续3年以上，用细菌分离鉴定的方法在牛羊场群中检测不出布鲁氏菌。连续3年无本地人间新发确诊病例。

知晓率，是指调查人群中对布病科普知识了解的人数占被调查总人数的比例。

诊断方法

一、诊断方法

（一）临床症状与病理剖检

1. 临床症状

布病典型症状是怀孕母畜流产。乳腺炎也是常见症状之一，可发生于妊娠母牛的任何时期。流产后可能发生胎衣滞留和子宫内膜炎，多见从阴道流出污秽不洁、恶臭的分泌物。新发病的畜群流产较多。公畜往往发生睾丸炎、附睾炎或关节炎。

2. 病理变化

主要病变为妊娠或流产母畜子宫内膜和胎衣的炎性浸润、渗出、出血及坏死，有的可见关节炎。胎儿主要呈败血症病变，浆膜和黏膜有出血点和出血斑，皮下结缔组织发生浆液性、出血性炎症。组织学检查可见脾、淋巴结、肝、肾等器官形成特征性肉芽肿。

（二）实验室诊断

1. 血清学诊断

初筛采用虎红平板凝集试验（RBT）（GB/T 18646），也可采用荧光偏振试验（FPA）和全乳环状试验（MRT）（GB/T 18646）。

确诊采用试管凝集试验（SAT）（GB/T 18646），也可采用补体结合试验（CFT）（GB/T 18646）、间接酶联免疫吸附试验（iELISA）和竞争酶联免疫吸附试验（cELISA）。

2. 病原学诊断

（1）显微镜检查，采集流产胎衣、绒毛膜水肿液、肝、脾、淋巴结、胎儿胃内容物等组织，制成抹片，用柯兹罗夫斯基染色法染色，镜检，布鲁氏菌为红色球杆状，而其它菌为蓝色。

（2）PCR等分子生物学诊断方法。

（3）细菌的分离培养与鉴定。该实验活动必须在生物安全三级实验室进行。

二、结果判定

根据临床症状和病理变化，判定为疑似患病动物，如确诊应当进一步采样送实验室检测。

对于未免疫动物，血清学确诊为阳性的，判定为患病动物；若初筛诊断为阳性的，确诊诊断为阴性的，应在30天后重新采样检测，复检结果阳性的判定为患病动物，结果阴性的判定为健康动物。

对于免疫动物，在免疫抗体消失后，血清学确诊为阳性的，或病原学检测方法结果为阳性的，判断为患病动物。

抽样检测的场群和个体样本数
确定方法

抽样检测应遵循先确定随机采样检测的场群数再确定个体样本数的原则，具体的随机抽样方法见表1和表2。

表1　不同置信区间估测场群流行率所需近似样本数量

预期流行率	置信水平								
	90%			95%			99%		
	可接受误差			可接受误差			可接受误差		
	10%	5%	1%	10%	5%	1%	10%	5%	1%
10%	24	97	2435	35	138	3457	60	239	5971
20%	43	173	4329	61	246	6147	106	425	10616
30%	57	227	5682	81	323	8067	139	557	13933
40%	65	260	6494	92	369	9220	159	637	15923
50%	68	271	6764	96	384	9604	166	663	16578
60%	65	260	6494	92	369	9220	159	637	15923
70%	57	227	5682	81	323	8067	139	557	13933
80%	43	173	4329	61	246	6147	106	425	10616
90%	24	97	2435	35	138	3457	60	239	5971

表2　不同置信区间估测个体流行率所需近似样本数量

预期流行率	置信水平								
	90%			95%			99%		
	可接受误差			可接受误差			可接受误差		
	10%	5%	1%	10%	5%	1%	10%	5%	1%
10%	24	97	2435	35	138	3457	60	239	5971
20%	43	173	4329	61	246	6147	106	425	10616
30%	57	227	5682	81	323	8067	139	557	13933
40%	65	260	6494	92	369	9220	159	637	15923
50%	68	271	6764	96	384	9604	166	663	16578
60%	65	260	6494	92	369	9220	159	637	15923
70%	57	227	5682	81	323	8067	139	557	13933
80%	43	173	4329	61	246	6147	106	425	10616
90%	24	97	2435	35	138	3457	60	239	5971

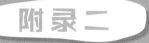

附录二

病死及病害动物无害化处理技术规范

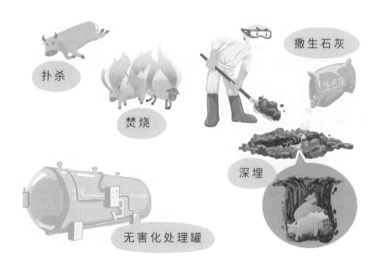

扑杀

焚烧

撒生石灰

深埋

无害化处理罐

为贯彻落实《中华人民共和国动物防疫法》《生猪屠宰管理条例》《畜禽规模养殖污染防治条例》等有关法律法规，防止动物疫病传播扩散，保障动物产品质量安全，规范病死及病害动物和相关动物产品无害化处理操作技术，制定本规范。

1　适用范围

本规范适用于国家规定的染疫动物及其产品、病死或者死因不明的动物尸体，屠宰前确认的病害动物、屠宰过程中经检疫或肉品品质检验确认为不可食用的动物产品，以及其他应当进行无害化处理的动物及动物产品。

本规范规定了病死及病害动物和相关动物产品无害化处理的技术工艺和操作注意事项，处理过程中病死及病害动物和相关动物产品的包装、暂存、转运、人员防护和记录等要求。

2　引用规范和标准

GB 19217 医疗废物转运车技术要求（试行）

GB 18484 危险废物焚烧污染控制标准

GB 18597 危险废物贮存污染控制标准

GB 16297 大气污染物综合排放标准

GB 14554 恶臭污染物排放标准

GB 8978 污水综合排放标准

GB 5085.3 危险废物鉴别标准

GB/T 16569 畜禽产品消毒规范

GB 19218 医疗废物焚烧炉技术要求（试行）

GB/T 19923 城市污水再生利用工业用水水质

当上述标准和文件被修订时，应使用其最新版本。

3 术语和定义

3.1 无害化处理

本规范所称无害化处理，是指用物理、化学等方法处理病死及病害动物和相关动物产品，消灭其所携带的病原体，消除危害的过程。

3.2 焚烧法

焚烧法是指在焚烧容器内，使病死及病害动物和相关动物产品在富氧或无氧条件下进行氧化反应或热解反应的方法。

3.3 化制法

化制法是指在密闭的高压容器内，通过向容器夹层或容器内通入高温饱和蒸汽，在干热、压力或蒸汽、压力的作用下，处理病死及病害动物和相关动物产品的方法。

3.4 高温法

高温法是指常压状态下，在封闭系统内利用高温处理病死及病害动物和相关动物产品的方法。

3.5 深埋法

深埋法是指按照相关规定，将病死及病害动物和相关动物产品投入深埋坑中并覆盖、消毒，处理病死及病害动物和相关动物产品的方法。

3.6 硫酸分解法

硫酸分解法是指在密闭的容器内，将病死及病害动物和相关动物产品用硫酸在一定条件下进行分解的方法。

4 病死及病害动物和相关动物产品的处理

4.1 焚烧法

4.1.1 适用对象

国家规定的染疫动物及其产品、病死或者死因不明的动物尸体，屠宰前确认的病害动物、屠宰过程中经检疫或肉品品质检验确认为不可食用的动物产品，以及其他应当进行无害化处理的动物及动物产品。

4.1.2 直接焚烧法

4.1.2.1 技术工艺

4.1.2.1.1 可视情况对病死及病害动物和相关动物产品进行破碎等预处理。

4.1.2.1.2 将病死及病害动物和相关动物产品或破碎产物，投至焚烧炉本体燃烧室，经充分氧化、热解，产生的高温烟气进入二次燃烧室继续燃烧，产生的炉渣经出渣机排出。

4.1.2.1.3 燃烧室温度应≥850℃。燃烧所产生的烟气从最后的助燃空气喷射口或燃烧器出口到换热面或烟道冷风引射口之间的停留时间应≥2s。焚烧炉出口烟气中氧含量应为6%～10%（干气）。

4.1.2.1.4　二次燃烧室出口烟气经余热利用系统、烟气净化系统处理，达到GB 16297要求后排放。

4.1.2.1.5　焚烧炉渣与除尘设备收集的焚烧飞灰应分别收集、贮存和运输。焚烧炉渣按一般固体废物处理或作资源化利用；焚烧飞灰和其他尾气净化装置收集的固体废物需按GB 5085.3要求作危险废物鉴定，如属于危险废物，则按GB 18484和GB 18597要求处理。

4.1.2.2　操作注意事项

4.1.2.2.1　严格控制焚烧进料频率和重量，使病死及病害动物和相关动物产品能够充分与空气接触，保证完全燃烧。

4.1.2.2.2　燃烧室内应保持负压状态，避免焚烧过程中发生烟气泄漏。

4.1.2.2.3　二次燃烧室顶部设紧急排放烟囱，应急时开启。

4.1.2.2.4　烟气净化系统，包括急冷塔、引风机等设施。

4.1.3　炭化焚烧法

4.1.3.1　技术工艺

4.1.3.1.1　病死及病害动物和相关动物产品投至热解炭化室，在无氧情况下经充分热解，产生的热解烟气进入二次燃烧室继续燃烧，产生的固体炭化物残渣经热解炭化室排出。

4.1.3.1.2　热解温度应≥600℃，二次燃烧室温度≥850℃，焚烧后烟气在850℃以上停留时间≥2s。

4.1.3.1.3　烟气经过热解炭化室热能回收后，降至600℃左右，经烟气净化系统处理，达到GB 16297要求后排放。

4.1.3.2　操作注意事项

4.1.3.2.1　应检查热解炭化系统的炉门密封性，以保证热解炭化室的隔氧状态。

4.1.3.2.2　应定期检查和清理热解气输出管道，以免发生阻塞。

4.1.3.2.3　热解炭化室顶部需设置与大气相连的防爆口，热解炭化室内压力过大时可自动开启泄压。

4.1.3.2.4　应根据处理物种类、体积等严格控制热解的温度、升温速度及物料在热解炭化室里的停留时间。

4.2　化制法

4.2.1　适用对象

不得用于患有炭疽等芽孢杆菌类疫病，以及牛海绵状脑病、痒病的染疫动物及产品、组织的处理。其他适用对象同4.1.1。

4.2.2　干化法

4.2.2.1　技术工艺

4.2.2.1.1　可视情况对病死及病害动物和相关动物产品进行破碎等预处理。

4.2.2.1.2　病死及病害动物和相关动物产品或破碎产物输送入高温高压灭菌容器。

4.2.2.1.3　处理物中心温度≥140 ℃，压力≥0.5MPa（绝对压力），时间≥4h（具体处理时间随处理物种类和体积大小而设定）。

4.2.2.1.4　加热烘干产生的热蒸汽经废气处理系统后排出。

4.2.2.1.5　加热烘干产生的动物尸体残渣传输至压榨系统处理。

4.2.2.2　操作注意事项

4.2.2.2.1　搅拌系统的工作时间应以烘干剩余物基本不含水分为宜，根据处理物量的多少，适当延长或缩短搅拌时间。

4.2.2.2.2　应使用合理的污水处理系统，有效去除有机物、氨氮，达到GB 8978要求。

4.2.2.2.3　应使用合理的废气处理系统，有效吸收处理过程中动物尸体腐败产生的恶臭气体，达到GB 16297要求后排放。

4.2.2.2.4　高温高压灭菌容器操作人员应符合相关专业要求，持证上岗。

4.2.2.2.5　处理结束后，需对墙面、地面及其相关工具进行彻底清洗消毒。

4.2.3 湿化法

4.2.3.1 技术工艺

4.2.3.1.1 可视情况对病死及病害动物和相关动物产品进行破碎预处理。

4.2.3.1.2 将病死及病害动物和相关动物产品或破碎产物送入高温高压容器，总质量不得超过容器总承受力的五分之四。

4.2.3.1.3 处理物中心温度 ≥135 ℃，压力 ≥0.3MPa（绝对压力），处理时间 ≥30min（具体处理时间随处理物种类和体积大小而设定）。

4.2.3.1.4 高温高压结束后，对处理产物进行初次固液分离。

4.2.3.1.5 固体物经破碎处理后，送入烘干系统；液体部分送入油水分离系统处理。

4.2.3.2 操作注意事项

4.2.3.2.1 高温高压容器操作人员应符合相关专业要求，持证上岗。

4.2.3.2.2 处理结束后，需对墙面、地面及相关工具进行彻底清洗消毒。

4.2.3.2.3 冷凝排放水应冷却后排放，产生的废水应经污水处理系统处理，达到 GB 8978 要求。

4.2.3.2.4 处理车间废气应通过安装自动喷淋消毒系统、排风系统和高效微粒空气过滤器（HEPA 过滤器）等进行处理，达到 GB 16297 要求后排放。

4.3　高温法

4.3.1　适用对象

同4.2.1。

4.3.2　技术工艺

4.3.2.1　可视情况对病死及病害动物和相关动物产品进行破碎等预处理。处理物或破碎产物体积（长×宽×高）≤125cm³（5cm×5cm×5cm）。

4.3.2.2　向容器内输入油脂，容器夹层经导热油或其他介质加热。

4.3.2.3　将病死及病害动物和相关动物产品或破碎产物输送入容器内，与油脂混合。常压状态下，维持容器内部温度≥180℃，持续时间≥2.5h（具体处理时间随处理物种类和体积大小而设定）。

4.3.2.4　加热产生的热蒸汽经废气处理系统后排出。

4.3.2.5　加热产生的动物尸体残渣传输至压榨系统处理。

4.3.3　操作注意事项

同4.2.2.2。

4.4　深埋法

4.4.1　适用对象

发生动物疫情或自然灾害等突发事件时病死及病害动物的应急处理，以及边远和交通不便地区零星病死畜禽的处理。不得用于患有炭疽等芽孢杆菌类疫病，以及牛海绵状脑病、痒病的染疫动物及产品、组织的处理。

4.4.2 选址要求

4.4.2.1 应选择地势高燥，处于下风向的地点。

4.4.2.2 应远离学校、公共场所、居民住宅区、村庄、动物饲养和屠宰场所、饮用水源地、河流等地区。

4.4.3 技术工艺

4.4.3.1 深埋坑体容积以实际处理动物尸体及相关动物产品数量确定。

4.4.3.2 深埋坑底应高出地下水位1.5m以上，要防渗、防漏。

4.4.3.3 坑底洒一层厚度为2～5cm的生石灰或漂白粉等消毒药。

4.4.3.4 将动物尸体及相关动物产品投入坑内，最上层距离地表1.5m以上。

4.4.3.5 用生石灰或漂白粉等消毒药消毒。

4.4.3.6 覆盖距地表20～30cm，厚度不少于1～1.2m的覆土。

4.4.4 操作注意事项

4.4.4.1 深埋覆土不要太实，以免腐败产气造成气泡冒出和液体渗漏。

4.4.4.2 深埋后，在深埋处设置警示标识。

4.4.4.3 深埋后，第一周内应每日巡查1次，第二周起应每周巡查1次，连续巡查3个月，深埋坑塌陷处应及时加盖覆土。

4.4.4.4 深埋后，立即用氯制剂、漂白粉或生石灰等消毒药对深埋场所进行1次彻底消毒。第一周内应每日消毒1次，第二周起应每周消毒1次，连续消毒三周以上。

4.5　化学处理法

4.5.1　硫酸分解法

4.5.1.1　适用对象

同4.2.1。

4.5.1.2　技术工艺

4.5.1.2.1　可视情况对病死及病害动物和相关动物产品进行破碎等预处理。

4.5.1.2.2　将病死及病害动物和相关动物产品或破碎产物，投至耐酸的水解罐中，按每吨处理物加入水150～300kg，然后加入98%的浓硫酸300～400kg（具体加入水和浓硫酸量随处理物的含水量而设定）。

4.5.1.2.3　密闭水解罐，加热使水解罐内升至100～108℃，维持压力≥0.15MPa，反应时间≥4h，至罐体内的病死及病害动物和相关动物产品完全分解为液态。

4.5.1.3　操作注意事项

4.5.1.3.1　处理中使用的强酸应按国家危险化学品安全管理、易制毒化学品管理有关规定执行，操作人员应做好个人防护。

4.5.1.3.2　水解过程中要先将水加到耐酸的水解罐中，然后加入浓硫酸。

4.5.1.3.3 控制处理物总体积不得超过容器容量的70%。

4.5.1.3.4 酸解反应的容器及储存酸解液的容器均要求耐强酸。

4.5.2 化学消毒法

4.5.2.1 适用对象

适用于被病原微生物污染或可疑被污染的动物皮毛消毒。

4.5.2.2 盐酸食盐溶液消毒法

4.5.2.2.1 用2.5%盐酸溶液和15%食盐水溶液等量混合，将皮张浸泡在此溶液中，并使溶液温度保持在30℃左右，浸泡40h，1m²的皮张用10L消毒液（或按100mL25%食盐水溶液中加入盐酸1mL配制消毒液，在室温15℃条件下浸泡48h，皮张与消毒液之比为1∶4）。

4.5.2.2.2 浸泡后捞出沥干，放入2%（或1%）氢氧化钠溶液中，以中和皮张上的酸，再用水冲洗后晾干。

4.5.2.3 过氧乙酸消毒法

4.5.2.3.1 将皮毛放入新鲜配制的2%过氧乙酸溶液中浸泡30min。

4.5.2.3.2 将皮毛捞出，用水冲洗后晾干。

4.5.2.4 碱盐液浸泡消毒法

4.5.2.4.1 将皮毛浸入5%碱盐液（饱和盐水内加5%氢氧化钠）中，室温（18～25℃）浸泡24h，并随时加以搅拌。

4.5.2.4.2　取出皮毛挂起，待碱盐液流净，放入5%盐酸液内浸泡，使皮上的酸碱中和。

4.5.2.4.3　将皮毛捞出，用水冲洗后晾干。

5　收集转运要求

5.1　包装

5.1.1　包装材料应符合密闭、防水、防渗、防破损、耐腐蚀等要求。

5.1.2　包装材料的容积、尺寸和数量应与需处理病死及病害动物和相关动物产品的体积、数量相匹配。

5.1.3　包装后应进行密封。

5.1.4　使用后，一次性包装材料应作销毁处理，可循环使用的包装材料应进行清洗消毒。

5.2　暂存

5.2.1　采用冷冻或冷藏方式进行暂存，防止无害化处理前病死及病害动物和相关动物产品腐败。

5.2.2　暂存场所应能防水、防渗、防鼠、防盗，易于清洗和消毒。

5.2.3　暂存场所应设置明显警示标识。

5.2.4　应定期对暂存场所及周边环境进行清洗消毒。

5.3　转运

5.3.1　可选择符合GB 19217条件的车辆或专用封闭厢式运载车辆。车厢四壁及底部应使用耐腐蚀材料，并采取防渗措施。

5.3.2 专用转运车辆应加设明显标识，并加装车载定位系统，记录转运时间和路径等信息。

5.3.3 车辆驶离暂存、养殖等场所前，应对车轮及车厢外部进行消毒。

5.3.4 转运车辆应尽量避免进入人口密集区。

5.3.5 若转运途中发生渗漏，应重新包装、消毒后运输。

5.3.6 卸载后，应对转运车辆及相关工具等进行彻底清洗、消毒。

6 其他要求

6.1 人员防护

6.1.1 病死及病害动物和相关动物产品的收集、暂存、转运、无害化处理操作的工作人员应经过专门培训，掌握相应的动物防疫知识。

6.1.2 工作人员在操作过程中应穿戴防护服、口罩、护目镜、胶鞋及手套等防护用具。

6.1.3 工作人员应使用专用的收集工具、包装用品、转运工具、清洗工具、消毒器材等。

6.1.4 工作完毕后，应对一次性防护用品作销毁处理，对循环使用的防护用品消毒处理。

6.2 记录要求

6.2.1 病死及病害动物和相关动物产品的收集、暂存、转运、无害化处理等环节应建有台账和记录。有条件的地方应保存转运车辆行车信息和相关环节视频记录。

6.2.2 台账和记录

6.2.2.1 暂存环节

6.2.2.1.1 接收台账和记录应包括病死及病害动物和相关动物产品来源场（户）、种类、数量、动物标识号、死亡原因、消毒方法、收集时间、经办人员等。

6.2.2.1.2 运出台账和记录应包括运输人员、联系方式、转运时间、车牌号、病死及病害动物和相关动物产品种类、数量、动物标识号、消毒方法、转运目的地以及经办人员等。

6.2.2.2 处理环节

6.2.2.2.1 接收台账和记录应包括病死及病害动物和相关动物产品来源、种类、数量、动物标识号、转运人员、联系方式、车牌号、接收时间及经手人员等。

6.2.2.2.2 处理台账和记录应包括处理时间、处理方式、处理数量及操作人员等。

6.2.3 涉及病死及病害动物和相关动物产品无害化处理的台账和记录至少要保存两年。